# BEI GRIN MACHT SICH IHR WISSEN BEZAHLT

AF139789

- Wir veröffentlichen Ihre Hausarbeit,
  Bachelor- und Masterarbeit

- Ihr eigenes eBook und Buch -
  weltweit in allen wichtigen Shops

- Verdienen Sie an jedem Verkauf

## Jetzt bei www.GRIN.com hochladen und kostenlos publizieren

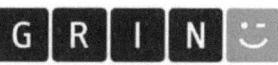

**Bibliografische Information der Deutschen Nationalbibliothek:**

Die Deutsche Bibliothek verzeichnet diese Publikation in der Deutschen National-
bibliografie; detaillierte bibliografische Daten sind im Internet über http://dnb.d-
nb.de/ abrufbar.

**Impressum:**

Copyright © 2013 GRIN Verlag, Open Publishing GmbH
Druck und Bindung: Books on Demand GmbH, Norderstedt Germany
ISBN: 9783668327757

**Dieses Buch bei GRIN:**

http://www.grin.com/de/e-book/342334/physiologie-im-berufskontext-shiatsu

Karin Koers

# Physiologie im Berufskontext Shiatsu

## Auswirkung von Entspannung auf das vegetative Nervensystem und die Atmung

GRIN Verlag

**GRIN - Your knowledge has value**

Der GRIN Verlag publiziert seit 1998 wissenschaftliche Arbeiten von Studenten, Hochschullehrern und anderen Akademikern als eBook und gedrucktes Buch. Die Verlagswebsite www.grin.com ist die ideale Plattform zur Veröffentlichung von Hausarbeiten, Abschlussarbeiten, wissenschaftlichen Aufsätzen, Dissertationen und Fachbüchern.

# Physiologie im Berufskontext Shiatsu

## Auswirkung von Entspannung auf das vegetative Nervensystem und die Atmung

Transfer-Dokumentations-Report „Physiologie"

Projekt-Kompetenz-Studium Bachelor of Science „Komplementärtherapie", Vertiefungsrichtung „Shiatsu"

Steinbeis-Hochschule Berlin

# Inhaltsverzeichnis

# 1 Entspannung als Ausgleich stressbelasteter Situationen

Der richtige Ausgleich zwischen Spannung und Entspannung ist wichtig für eine gesunde Lebensführung und die Aufrechterhaltung der Gesundheit. Die Lebensweise in der westlichen Gesellschaft führt häufig zu einer Überstimulation des Sympathikus. Zeitdruck, Stress im Büro, der tägliche Stau auf dem Weg zur Arbeit und vieles mehr erzeugen Stress, der oft nicht durch körperliche Bewegung kompensiert werden kann und somit zu einer dauerhaft erhöhten Spannung führt. Langfristig werden durch dieses Ungleichgewicht körperliche Funktionen beeinflusst, was zu Störungen und letzten Endes zu Krankheiten führen kann – Burn-Out als ein Phänomen sei hier beispielhaft erwähnt.

Die Arbeit im Shiatsu beeinflusst durch den in der Behandlung entstehenden physischen Kontakt zwischen Behandlerin und Klient die Körperfunktionen und somit auch das vegetative Nervensystem. Die Gestaltung der Rahmenbedingungen und die spezifische Berührungsqualität erleichtert es dem Klienten, einen parasympathischen Zustand zu erreichen und leistet so einen Beitrag zur Gesundheitsförderung, indem einseitige Alltags-Belastungen auf der Ebene des vegetativen Nervensystems ausgeglichen werden. Da im Shiatsu keine symptombezogene Behandlung erfolgt und der Empfänger der Behandlung nicht als „Kranker" gesehen wird, sondern als Mensch mit einem persönlichen, individuellen energetischen Muster, wird nicht von Patienten, sondern von Klienten gesprochen.

Die Ansätze, auf denen die Arbeit im Shiatsu basiert, werden im Folgenden beleuchtet und in Bezug zu den physiologischen Grundlagen gesetzt. Nach einer kurzen Betrachtung der relevanten physiologischen Phänomene, allen voran des vegetativen Nervensystems, wird die Wirkungsweise von Shiatsu zur Entspannung des Klienten beschrieben und ein Überblick über die in diesem Zusammenhang relevanten theoretischen Grundlagen der asiatischen Medizin gegeben.

Anschließend erfolgt eine Diskussion des Nutzens physiologischer Kenntnisse für die entspannungsfördernde Arbeit im Shiatsu sowie für die praktische Arbeit allgemein. Die Arbeit schließt mit der Überlegung, wie Schul- und komplementäre Medizin einander befruchten können.

In dieser Arbeit wird für die behandelnde Person die weibliche und für die behandelte Person die männliche Form verwendet, um eine bessere Unterscheidung treffen zu können, auch wenn die Rollen in der Praxis natürlich auch anders verteilt sein können. Im übrigen Text wird aus Gründen der Lesbarkeit die männliche Form verwendet.

# 2 Entspannung aus physiologischer Sicht

## 2.1 Einfluss auf das vegetative Nervensystem

Das vegetative Nervensystem (VNS) setzt sich aus dem Sympathikus, dem Parasympathikus und dem enterischen (auch intrinsischen, enteralen) Nervensystem im Magen-Darm-Trakt zusammen, das seinerseits von den beiden erstgenannten beeinflusst wird. Es kontrolliert die grundlegenden Körperfunktionen, innerviert alle inneren Organe mit Ausnahme der Skelettmuskulatur und kann nicht willkürlich gesteuert werden. Das VNS ermöglicht eine direkte Steuerung von Organfunktionen und unterstützt die Aufrechterhaltung der Homöostase (vgl. (Klinke, et al., 2010 S. 800ff).

Eine gute Darstellung des Zusammenspiels findet sich im Sobotta (Paulsen, et al., 2010c S. 341).

In dieser Arbeit wird hauptsächlich die Wirkungsweise von Shiatsu auf das Zusammenspiel von Sympathikus und Parasympathikus untersucht.

Sympathikus und Parasympathikus unterscheiden sich sowohl hinsichtlich des Verlaufs der Synapsen und der der Umschaltpunkte (Ganglien) als auch der grundlegenden Funktionalität voneinander.

Der Parasympathikus bildet den kraniosakralen Teil des VNS und tritt aus dem Rückenmark im Bereich der Hals- und Steißbeinwirbel (Hirnnerven III bis X und S1 bis S4) aus. Die Umschaltung erfolgt in der Nähe der innervierten Organe. Der Sympathikus bildet den thorakolumbalen Anteil (T1 bis L2) des VNS, die Ganglien befinden sich als Kette (Grenzstrang) paarig beidseitig der Wirbelsäule bzw. kaudal unpaarig für die Organe des Abdominalraums.

Sympathikus und Parasympathikus fungieren als Antagonisten. Die Erregung des Sympathikus führt zu einer Mobilisierung des Körpers

(„fight or flight"), die in Notsituationen bzw. allgemein für körperliche Aktivität benötigt wird. Pupillen und Bronchien werden erweitert und der Herzschlag erhöht sich, um die Muskulatur optimal versorgen zu können. Durch die erhöhte Adrenalin-Ausschüttung im Nebennierenmark werden weitere Körperfunktionen aktiviert, die vermehrte Bildung roter Blutkörperchen durch die Milz und weißer Blutkörperchen durch das Knochenmark dienen als Vorsorge für potentielle Verletzungen. Die Zuckerproduktion und –freisetzung in der Leber wird erhöht, um ausreichend Energie für die erwartete körperliche Aktivität zur Verfügung zu stellen. Gleichzeitig werden die Verdauungsfunktionen von Magen und Darm vermindert und die Blasenkontraktion gehemmt.

Der Parasympathikus beruhigt das Organsystem, er aktiviert die Verdauung („rest and digest") und die sexuelle Erregung und ist zuständig für die „Routinefunktionen des Körpers" (Gerrig, et al., 2008 S. 90). Neben der Aufnahme von Nährstoffen über die Verdauung fällt hierunter auch die Beseitigung von Abfallprodukten über die Ausscheidung. Die Wirkung auf die Organe ist gegensätzlich zur parasympathischen (vgl. (Klinke, et al., 2010 S. 800ff), (Gerrig, et al., 2008 S. 89ff, 468ff).

## 2.2 Einfluss auf die Verdauung

Um eine gute Versorgung des Organismus zu gewährleisten, ist ein Gleichgewicht zwischen Sympathikus und Parasympathikus notwendig. Befindet sich der Körper permanent in einem sympathikotonen Zustand, sind Verdauung und damit die Aufnahme von Nährstoffen auf Dauer eingeschränkt, was zu einer Mangelversorgung der Zellen und somit zu Schädigungen und Erkrankungen - sowohl auf physischer als auch auf psychosomatischer Ebene – führen kann. Eine mangelhafte Ausscheidung von Abfallprodukten kann zudem toxische Wirkungen haben. In der westlichen Gesellschaft ist durch Stress, Lärmbelastung und die allgemeine Lebensweise eine Überstimulation des Sympathikus festzustellen (vgl. (Wernicke, 1992 S. 894). Stressabbau führt somit insgesamt zu besserer Versorgung des Körpers.

Selye beschreibt die Reaktion des Körpers auf chronischen Stress als „allgemeines Adaptionssyndrom" in den drei Stufen Alarmreaktion, Wiederstand und Erschöpfung. In der letzten Phase sind der Körper und das Immunsystem durch die permanente Belastung geschwächt, das Krankheitsrisiko steigt an. Das Modell unterstützt die Erklärung psycho-somatischer Störungen: „Was den Körper bei der Anpassung an akuten Stress gesund erhält, beeinträchtigt ihn bei chronischem Stress." (vgl. (Gerrig, et al., 2008 S. 471f).

## 2.3 Einfluss auf die Atmung

In den Lungenalveolen findet der Gasaustauch mit dem Blut statt. Sauerstoff ($O_2$) aus der Atemluft diffundiert ins Blut, Kohlendioxid ($CO_2$) als Abfallprodukt der Energieerzeugung in den Zellen wird abgegeben und mit der Ausatmung ausgeschieden.

Die beim Einatmen aufgenommene Luft gelangt nur zum Teil bis in die Alveolen, wo sie für diesen Vorgang genutzt werden kann. Der im Totraum der Lunge verbleibende Anteil (bei Erwachsenen ca. 150 ml bei einem normalen Atemzugvolumen von 500 ml) steht nicht für den Gasaustausch zur Verfügung. Bei einer flachen Atmung, im Extremfall bei der Hyperventilation, gelangt somit weniger Sauerstoff ins Blut, eine tiefe Atmung unterstützt hingegen die Sauerstoffversorgung des Körpers (vgl. (Klinke, et al., 2010 S. 258ff).

# 3 Förderung der Entspannung im Shiatsu

Shiatsu ist eine in Japan entwickelte Manual-Therapie, bei der durch Druck (japanisch shi=Finger, atsu=Druck) entlang der Leitbahnen („Meridiane") sowie Dehnungen und Rotationen eine „Harmonisierung innerhalb des Organismus angestrebt" wird (deGruyter, 2011 S. 390).

## 3.1 Erklärungsmodelle der japanischen Medizin

Die östliche Medizin basiert auf einem ganzheitlichen Verständnis des Menschen, die in der westlichen Medizin gebräuchliche Trennung zwischen Körper, Geist (und Seele) findet nicht statt. Basis des Erklärungsmodells ist die Vorstellung einer universellen Lebensenergie „Ki", die in allem, was auf der Erde existiert, vorhanden ist und auf Leitbahnen, den „Meridianen", durch den menschlichen Körper fließt.

Bezogen sowohl auf die Erscheinungen der Natur als auch den menschlichen Körper gibt es verschiedene Ki-Qualitäten (vgl. (Platsch, 2009 S. 3f). Befindet sich das Ki im Gleichgewicht, ist der Mensch gesund. Krankheit in diesem Sinne bedeutet ein längerfristiges Ki-Ungleichgewicht bzw. eine Störung im Ki-Fluss (vgl. (Wernicke, 1992 S. 892f).

### 3.1.1 Meridian-Entwicklung

Analog der Kindesentwicklung nach westlichem Verständnis entfalten sich auf die Meridiane nach einem bestimmten Entwicklungsmuster. In den ersten Lebensjahren bis zum aufrechten Gang sind die Funktionen zu Gruppen von jeweils vier Meridianen zusammen gefasst („Familien"), entsprechend den aus der Akupunktur bekannten Umläufen (vgl. (Kalbantner-Wernicke, 2010 S. 60ff).

| Familie | (spätere Meridiane) | wesentliche Funktionen |
|---|---|---|
| vordere Familie | Magen, Milz Lunge, Dickdarm | Aufnahme und Abgrenzung, inneres und äußeres Gleichgewicht |
| hintere Familie | Blase, Niere Herz, Dünndarm | Aufrichtung, Selbständigkeit und Kommunikation |
| seitliche Familie | Gallenblase, Leber Kreislauf/Perikard, Dreifacher Erwärmer (3E) | Bewegung und Anpassung, Grenzen erfahren |

*Tabelle 1:*    *Familien und wesentliche Aufgaben*

Bis zum Beginn der Schulzeit differenzieren sich die Meridiane weiter aus und erreichen das Stadium der Wandlungsphasen. In der weiteren Entwicklung entfalten sich die bekannten 12 Meridiane. In stressbehafteten Situationen kann es jedoch zu einem Rückfall auf die Verhaltensmuster früherer Stufen kommen, weshalb die Ebene der Familien auch bei der Arbeit mit Erwachsenen interessante Möglichkeiten in der Behandlung bietet.

### 3.1.2 Wandlungsphasenmodell

Die Lehre von den fünf Elementen oder Wandlungsphasen bildet eine der wesentlichen theoretischen Grundlagen von Shiatsu in Europa (vgl. (Rappenecker, 2007 S. 11).

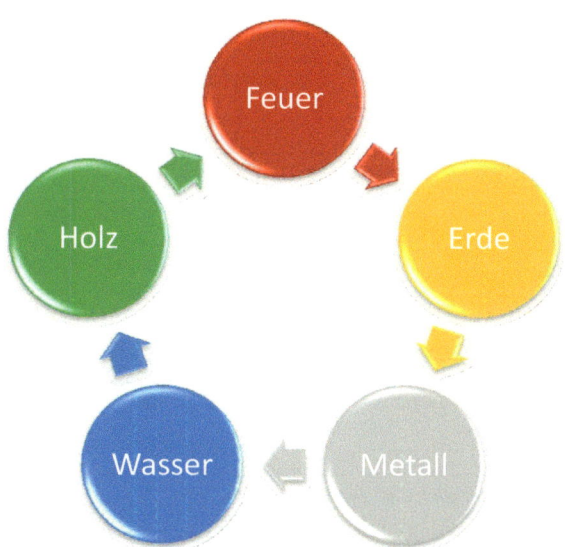

*Abbildung 1: Fünf Elemente oder Wandlungsphasen*

Die Meridiane sind den Wandlungsphasen zugeordnet, die verschiedene Aspekte oder Ausdrucksformen von Ki beschreiben. Die Wandlungsphasen beschreiben die Zusammenhänge zwischen Organen und Körperfunktionen ebenso wie Aspekte auf der mentalen Ebene und in der Natur. Sie gehen ineinander über, nähren und beeinflussen sich gegenseitig (vgl. (Wernicke, 1992 S. 893).

| Wandlungsphase | Meridiane | Funktion |
|---|---|---|
| Holz | Gallenblase, Leber | Wachstum, Entwicklung |
| Feuer | Dünndarm, Herz Kreislauf, 3E | Freundschaft, Sprache, Begeisterungsfähigkeit |
| Erde | Magen, Milz | Ernährung, Gelassenheit |
| Metall | Dickdarm, Lunge | Atmung, Ausscheidung/Loslassen |
| Wasser | Blase, Niere | Ausscheidung, essentielle Lebensenergie |

*Tabelle 2:    Zuordnung der Meridiane zu den Elementen*

Im Rahmen der betrachteten physiologischen Aspekte werden haupt-sächlich die Elemente Erde (Ausgleich, innere Mitte) und Metall (Atmung und Ausscheidung) angesprochen. Die Meridiane dieser beiden Elemente bilden gemeinsam die vordere Familie, zu der somit ebenfalls ein Zusammenhang bei der betrachteten Symptomatik vermutet werden kann.

## 3.2 Wirkweise von Shiatsu

Ziel einer Shiatsu-Behandlung ist die Harmonisierung des Energieflus-ses, die Beseitigung von Blockaden und das Aktivieren der Selbsthei-lungskräfte (vgl. (Wernicke, 1992 S. 893). Die Harmonisierung umfasst auch einen Ausgleich von Anspannung und Entspannung und wirkt sich somit direkt auf das vegetative Nervensystem aus.

### 3.2.1 Wirkung auf das vegetative Nervensystem

Stress und Reizüberflutung führen im Alltag der Klienten häufig zu einer Überstimulation des Sympathikus (vgl. (Wernicke, 1992 S. 894). Durch die Rahmenbedingungen und die spezifische Arbeitsweise im Shiatsu wird ein parasympathischer Zustand beim Klienten und somit der Ausgleich des vegetativen Nervensystems gefördert.

Eine Shiatsu-Behandlung findet üblicherweise in einem ruhigen Raum statt, visuelle und akustische Reize sind reduziert. Es liegt in der Verantwortung der Behandlerin, Störungen und Unterbrechungen im Vorfeld möglichst auszuschließen. Der Behandlungszeitraum von etwa 60 Minuten bietet dem Klienten ausreichend Zeit, sich zu entspannen und zu regenerieren. Während der Behandlung wird auf eine entspannte Position des Klienten geachtet und die Entspannung der Muskulatur durch eine den individuellen Bedürfnissen angepasste Unterlagerung unterstützt.

Shiatsu arbeitet mit Finger-, Hand- und Ellenbogendruck, abhängig von den aktuellen Bedürfnissen des Klienten und den vorhandenen Gewebestrukturen und Verspannungen. Je nach eingesetzter Technik ist der Kontakt punktuell bis flächig. Der Druck wird nicht durch Muskelkraft der Behandlerin ausgeübt, sondern durch eine Gewichtsverlagerung, die senkrecht zur Körperoberfläche des Klienten und im Atemrhythmus, genauer in der Ausatmung, erfolgt. Durch dieses „Lehnen" wird der Druck langsam aufgebaut, die bei starkem Druck reflexhaft auftretende Abwehrspannung wird vermieden und ein tieferes Einsinken in die Gewebestrukturen ermöglicht. Der durch die Berührung ausgelöste Reiz wird durch diese Methode vom Sympathikus nicht als Gefährdung erkannt und daher zum Parasympathikus weiter geleitet (vgl. (Wernicke, 1992 S. 894).

Während eine Hand (Arbeitshand) dem Meridianverlauf folgend punktuellen oder flächigen Druck ausübt, ruht die andere Hand (Mutterhand) der Behandlerin auf dem Körper des Klienten und übt im Lehnen ebenso wie die Arbeitshand Druck durch das Körpergewicht der Behandlerin aus. Der permanente Körperkontakt vermittelt dem Klienten zusätzlich die Sicherheit zu wissen, wo sich die Behandlerin befindet und unterstützt so die Entspannung.

### 3.2.2 Wirkung auf die Verdauung

Neben diesen Aspekten bewirkt die Förderung des parasympathikotonen Zustands auch die Anregung der Verdauung („rest and digest") und somit die Aufnahme von Nährstoffen in den Körper ebenso wie die Ausscheidung von Abfallstoffen. Gluckernde Magen-Darm-Geräusche während der Behandlung sind ein typischer Indikator für die einsetzende Entspannung.

Das Erklärungsmodell des Shiatsu beschreibt ein „Zurückfallen" auf frühe Ebenen der Meridian-Entwicklung in belastenden Situationen, ähnlich wie dies auch im psychologischen Bereich bekannt ist. Aufgrund der betroffene Funktionen und Organe Magen und Dickdarm kann hier ein Zusammenhang mit der vorderen Familie vermutet werden. Da die Funktionen der vorderen Familie essentiell für eine gesunde Entwicklung sind, wird auch auf dieser Ebene die Brisanz zu hoher Stressbelastungen deutlich.

### 3.2.3 Wirkung auf die Atmung

Neben diesen Einflussfaktoren auf das vegetative Nervensystem unterstützt Shiatsu auch die Atmung und beeinflusst durch eine „reflektorisch[e] Vertiefung der Atemzüge" (Wernicke, 1992 S. 895) auch indirekt das Gleichgewicht zwischen Sympathikus und Parasympathikus. Die ruhige und gleichmäßige Arbeit im Atemrhythmus unterstützt die Tiefenatmung.

Das Lösen von Verspannungen in der Atemhilfsmuskulatur, vor allem im Nackenbereich, unterstützt die Atmung über den Behandlungsrahmen hinaus (vgl. (Wernicke, 1992 S. 895).

Da auch die Lunge zum Funktionskreis der vorderen Familie zählt, ist hier ebenfalls der Zusammenhang mit der Funktion des VNS erkennbar – genau wie das „zu wenig" bei den Verdauuungsorgangen beeinträchtigt das „zu viel" der Aktivierung der Lungenfunktion durch Stress auf Dauer die Funktionalität des Organs.

Da eine Shiatsu-Behandlung sowohl aus diagnostischer Sicht das gesamte System betrachtet als auch den gesamten Körper in die Behandlung mit einbezieht, wird der gesamte Organismus angesprochen und Ausgleich und Entspannung sind auf allen Ebenen möglich.

# 4 Bewertung physiologischer Kenntnisse für die Ausübung von Shiatsu

## 4.1 Physiologie der Entspannung

Um ein fundiertes Verständnis der Zusammenhänge zwischen Stressbe-lastung und gesundheitlichen Folgen entwickeln zu können, ist ein Grundverständnis der im Körper stattfindenden Abläufe und Wirkungs-ketten unerlässlich. Das Wissen über die Zusammenhänge zwischen VNS und Körperfunktionen ermöglicht eine bewusstere Regulierung des eigenen Stressniveaus, zum einen auf Grund der Kenntnis der Funktio-nen (z.B. bewusste Verlangsamung und Vertiefung der Atmung), zum anderen aus dem Wissen der negativen Folgen für den Organismus heraus.

Die optisch erkennbaren Indikatoren (geweitete Pupillen, Veränderung in der Atmung) ermöglichen es, Stress beim Klienten zu erkennen, ohne dass dieser es explizit äußert oder sich dessen überhaupt bewusst ist.

Die Funktionsweise des vegetativen Nervensystems dient darüber hinaus als Erklärungsmodell für Klienten, um diesen den Zusammen-hang zwischen Stress und körperlichen Belastungen in einem für sie gewohnten Sprach- und Denkmodell verständlich zu machen und ggf. eine Verhaltensänderung anzuregen. Das gleiche gilt für die Atemvolu-mina, um Klienten den Sinn einer tiefen und ruhigen Atmung (gerade auch in Stresssituationen) verständlich zu machen. Das Verständnis der Hemmung des Sympathikus auf den gesamten Verdauungs- und Ausscheidungsbereich beinhaltet zudem eine (wenn auch nicht die einzig mögliche) medizinische Erklärung stressbedingter Magen- und Verdauungsprobleme.

## 4.2 Persönliche Betrachtung

Neben der bereits angesprochenen Sprachebene, die die Kommunikation mit den Klienten hinsichtlich der Motivation zu Verhaltensänderungen erleichtern kann, unterstützen physiologische und allgemein medizinische Kenntnisse auch das Verständnis der Situation des Klienten.

Auch „gesunde" Klienten haben häufig eine medizinische Vorgeschichte oder Shiatsu wird ergänzend zu einer anderen Therapie in Anspruch genommen. In diesen Fällen unterstützt das Verständnis der vorliegenden Befunde das Vertrauensverhältnis zwischen Behandlerin und Klient, da der Klient sich und seine Bedürfnisse (in den meisten Fällen) wahrgenommen fühlt. Das Wissen um die mit Vor- oder Begleiterkrankungen einher gehenden Funktionsstörungen ermöglicht auch einen differenzierten Blick auf den im Shiatsu erstellten energetischen Befund.

Bei einer Kommunikation mit dem behandelnden Arzt ist eine gemeinsame Sprach- und Verständnisebene ebenfalls relevant, um ggf. die Wirkung von Interventionen einordnen zu können.

Das Verständnis physiologischer Zusammenhänge fördert darüber hinaus die Faszination für das Leben an sich und die Komplexität des menschlichen Organismus. Die Homöostase zeichnet ein deutliches Bild von den Selbstregulations- und Selbstheilungskräften des Körpers und ermöglicht somit Vertrauen in die Fähigkeit eines Klienten, seine aktuellen Probleme lösen zu können und den Respekt als Behandlerin, diese Kompetenz anzuerkennen.

# 5 Komplementärmedizin als Ergänzung zur Schulmedizin

Trotz völlig unterschiedlicher Ansätze der westlichen und östlichen Medizin zeigen sich in der Praxis viele Schnittstellen, an denen sich die Methoden gegenseitig unterstützen und befruchten können. Beide Modelle dienen der Gesunderhaltung bzw. Gesundung des Patienten oder Klienten.

Während die westliche Medizin einen funktionalen Blick auf den Organismus wirft und auf die Erkennung und Beseitigung von Erkrankungen fokussiert, hat die östliche (Erfahrungs-)Medizin den Menschen als Ganzes im Blick und geht von funktionellen Kreisläufen aus, ohne dabei auf anatomische oder biophysikalische Grundlagen zu referenzieren.

Diese Unterscheidung ist der unterschiedlichen Entwicklung der Medizinmodelle geschuldet und bietet die Chance, eine Situation von zwei gegensätzlichen Seiten zu betrachten und sich so gegenseitig zu befruchten und neue Perspektiven zu entwickeln, die auch im jeweils „eigenen" Rahmen zu Weiterentwicklungen und Verbesserungen führen können.

Schulmedizin und komplementäre Therapie können und sollen sich ergänzen und nicht miteinander konkurrieren. Die Erforschung, welche Methoden in welchen Situationen bzw. bei welchen Diagnosen den meisten Erfolg versprechen, steckt noch in den Kinderschuhen, ebenso das Wissen über die Möglichkeiten einer konstruktiven komplementärtherapeutischen Begleitung in Ergänzung der schulmedizinischen Behandlung.

# 6 Literaturverzeichnis

**deGruyter, Walter. 2011.** *Pschyrembel Naturheilkunde und alternative Heilverfahren.* Berlin/Boston : De Gruyter, 2011.

**Gerrig, Rickhard J. und Zimbardo, Philip G. 2008.** *Psychologie.* München : Pearson Deutschland GmbH, 2008.

**Kalbantner-Wernicke, Karin. 2010.** *Shiatsu für Babys und Kleinkinder. Energetische Entwicklung, Förderung und Behandlung.* München : Urban& Fischer Verlag (Elsevier GmbH), 2010.

**Klinke, Rainer, et al., [Hrsg.]. 2010.** *Physiologie.* Stuttgart : Thieme Verlag, 2010.

**Paulsen, Friedrich und Waschke, Jens, [Hrsg.]. 2010c.** *Sobotta. Atlas der Anatomie des Menschen.* München : Elsevier Verlag, 2010c. Bde. 3 Kopf, Hals und Neuroanatomie.

**Platsch, Klaus-Dieter. 2009.** *Die fünf Wandlungsphasen. Das Tor zur chinesischen Medizin.* München : Urban & Fischer Verlag, 2009.

**Rappenecker, Wilfried. 2007.** *Fünf Elemente und Zwölf Meridiane. Ein Handbuch für Shiatsu, Akupunktur und Körperarbeit.* Lehrte : Hübner Verlag, 2007.

**Wernicke, Thomas. 1992.** Shiatsu. *Erfahrungsheilkunde.* 1992, 12/1992, S. 892-896.

# 7 Verzeichnisse

## 7.1 Abbildungsverzeichnis

Seite

## 7.2 Tabellenverzeichnis

Seite

## 7.3 Abkürzungsverzeichnis

3E    Dreifacher Erwärmer-Meridian

ggf.    gegebenenfalls

Ki    Ki Lebensenergie nach asiatischem Verständnis

vgl.    vergleiche

VNS    Vegetatives Nervensystem

z.B.    zum Beispiel

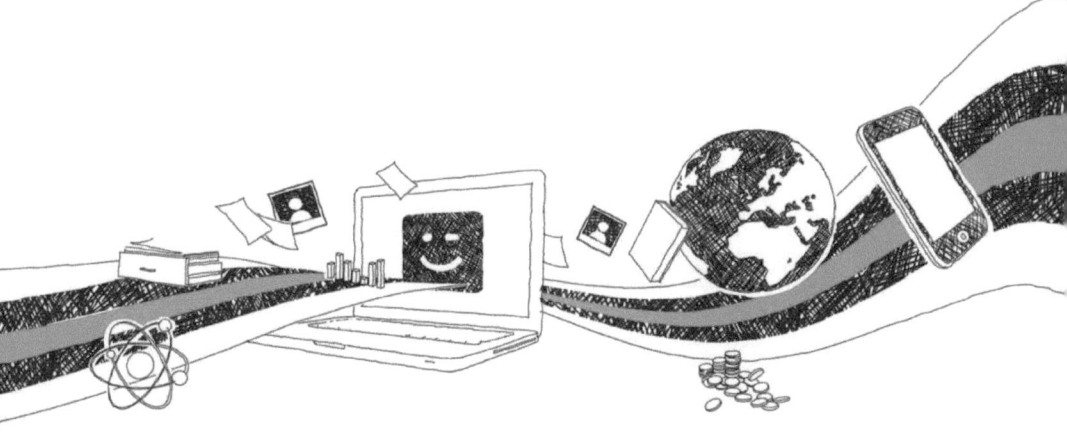
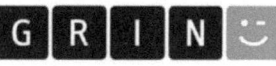